Dr Émile GUIGUES

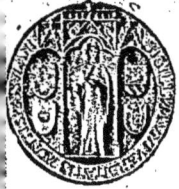

Contribution à l'Etude

Du traitement des

Orchi-Epididymites

Blennorrhagiques par l'iothion

MONTPELLIER
G. FIRMIN, MONTANE ET SICARDI

CONTRIBUTION A L'ÉTUDE

DU TRAITEMENT

DES ORCHI-ÉPIDIDYMITES

BLENNORRHAGIQUES PAR L'IOTHION

PAR

Emile GUIGUES

DOCTEUR EN MÉDECINE

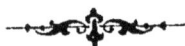

MONTPELLIER

IMPRIMERIE G. FIRMIN, MONTANE ET SICARDI

Rue Ferdinand-Fabre et Quai du Verdanson

1906

A LA MÉMOIRE DE MA MÈRE

Son souvenir vit en moi

A LA MÉMOIRE DE MON PÈRE

LE DOCTEUR GUIGUES

Ses vertus me serviront de guide

A LA MÉMOIRE DE MON ONCLE

LE DOCTEUR PIERRUGUES

Je lui dois tout

E. GUIGUES.

A MES TANTES

Mesdemoiselles F. et Z. GUIGUES

Faible témoignage d'une grande affection

A MON FRÈRE le Docteur L. GUIGUES

A MON FRÈRE le Docteur A. GUIGUES

A MES FRÈRES ET A MES SOEURS

MEIS ET AMICIS

E. GUIGUES.

INTRODUCTION

Nous avons eu l'occasion d'observer dans le service de M. le professeur Vedel, un certain nombre de cas d'orchi-épididymites blennorragiques traités par un composé iodé nouveau, l'iothion. L'étude chimique et clinique de ce composé a déjà été faite en Allemagne, en Autriche et en Italie.

Nous essaierons, dans ce travail qui terminera nos études à la Faculté de médecine de Montpellier, de compléter les observations de nos devanciers par des observations nouvelles, d'ajouter à leurs résultats quelques nouveaux résultats. Nous savons certes qu'un médicament ne saurait être admis dans la thérapeutique sans posséder des titres solidement acquis, vulgairement, sans avoir fait plus d'une fois ses preuves.

Le sujet que nous avons choisi eût certainement beaucoup gagné à être traité par un auteur plus expert. Toutefois, nous avons consciencieusement envisagé la question, nous avons mis toute notre attention à dégager, des quelques observations que nous possédons, des conclusions bien nettes et précises.

Aussi prions-nous nos juges de vouloir bien nous accorder toute leur bienveillance.

Après avoir envisagé dans un premier chapitre l'étude clinique des orchi-épididymites blennorragiques, nous étadions rapidement les divers procédés de traitement employés en général contre cette affection. Nous faisons ensuite l'étude chimique de l'iothion : nous voyons ses propriétés physiques et chimiques ; nous étudions les voies d'absorption et d'élimination de ce médicament. Et dans un dernier chapitre nous voyons les résultats obtenus par l'emploi de l'iothion dans cette complication de la blennorragie. Dix-neuf observations inédites, recueillies dans le service de M. le professeur Vedel, forment le point capital de notre thèse.

Mais avant d'entreprendre notre travail, à la veille de notre vie médicale pratique, le devoir nous demande de jeter un coup d'œil en arrière pour remercier ceux qui durant nos études se sont intéressés à nos efforts. Nous saisirons donc cette occasion pour témoigner à nos maîtres de la Faculté de Montpellier la reconnaissance qu'ils ont su nous inspirer.

Ils nous ont accueilli d'abord, dirigé ensuite avec une bienveillance extrême.

Que M. le professeur Carrieu, qui nous fit l'honneur de vouloir bien présider notre thèse, reçoive ici, avec nos remerciements, l'expression de notre gratitude.

Nous n'oublierons jamais sa bienveillance et aurons à cœur, dans le cours de notre carrière médicale, de nous inspirer toujours des conseils si précieux et des leçons si méthodiques qu'il nous donnait au chevet des malades.

M. le professeur Granel nous a toujours témoigné une indulgente bonté : il nous est agréable de pouvoir aujourd'hui l'en remercier publiquement.

Nous sommes heureux également de pouvoir témoigner notre reconnaissance à M. le professeur agrégé Vedel, qui nous a permis de prendre dans son service les observations de cette thèse : nous regrettons de ne pouvoir lui offrir en retour que ce modeste travail, indigne de sa bienveillance.

M. le professeur agrégé Soubeiran connaît notre respectueuse estime, il nous donne une nouvelle marque de son amitié : c'est de tout cœur que nous le remercions.

Nous n'aurions garde d'oublier M. le professeur Truc qui
a été pour nous plus qu'un maître, et nous a toujours soutenu
et guidé durant notre vie d'étudiant. A lui s'adresse l'hom-
mage ému de notre impérissable reconnaissance.

CONTRIBUTION A L'ÉTUDE

DU TRAITEMENT

DES ORCHI-ÉPIDIDYMITES

BLENNORRAGIQUES PAR L'IOTHION

ORCHI-EPIDIDYMITE BLENNORRAGIQUE

L'orchi-épididymite est l'inflammation simultanée du testicule et de l'épididyme ; remarquons toutefois que, pour l'affection qui nous occupe, l'épididymite est beaucoup plus fréquente que l'orchite proprement dite.

L'orchi-épididymite reconnaît pour cause l'uréthrite gonococcéique dont elle est la complication la plus fréquente, et c'est, en général, vers le déclin de la blennorragie aiguë qu'elle apparaît. Certains auteurs considèrent l'orchite blennorragique comme une sorte de métastase, en se basant sur la coïncidence de la diminution ou de la disparition de l'écoulement uréthral.

Quoi qu'il en soit, le mécanisme de l'infection est aujourd'hui universellement admis : le gonocoque de Neisser, après avoir gagné l'uréthre postérieur, passe par les canaux éjaculateurs, les vésicules séminales, les canaux déférents et atteint finalement l'épididyme et le testicule. Il suffit alors d'une cause occasionnelle (marche, fatigue, effort violent, abus de boissons excitantes) et la maladie est déclarée.

Les lésions que l'on observe alors occupent toutes les parties génitales, depuis l'urèthre jusqu'au testicule.

Les vésicules séminales sont généralement peu atteintes, mais leur cavité peut renfermer une bouillie composée de leucocytes et de cellules épithéliales desquamées; le canal déférent est plus volumineux. Il existe quelquefois de la funiculite; et si alors l'inflammation se propage au tissu cellulaire du cordon, on constate jusque dans le trajet inguinal l'existence d'une tumeur cylindrique.

Mais la partie la plus atteinte, c'est l'épididyme et surtout la queue de l'épididyme. Sa masse, par suite de l'infiltration du tissu cellulaire lâche qui l'unit à la vaginale, devient considérable et recouvre le bord postéro-supérieur du testicule. C'est le « cimier du casque ».

Le testicule est plus rarement et moins envahi que la tunique vaginale; l'albuginée est épaissie et vascularisée; les tubes séminifères sont séparés par un œdème inflammatoire; leurs parois sont plus denses qu'à l'état normal et leur lumière est encombrée de cellules épithéliales troubles.

Les lésions de la vaginale existent toujours à un degré variable, mais la quantité de liquide d'épanchement est ordinairement minime.

L'inflammation gagne bientôt de proche en proche et la peau du scrotum apparait rouge, tendue, chaude et luisante.

Quels sont alors les signes de l'orchi-épididymite?

C'est tout d'abord de la douleur avec un sentiment de pesanteur dans les bourses; bientôt apparaît le gonflement, qui marche ordinairement très vite, et, au bout de quatre à cinq jours, la maladie arrive à sa période d'état. La douleur est plus ou moins vive, spontanée et provoquée par la plus légère pression. Ce douleur est cependant un signe assez inconstant, pouvant manquer dans l'épididymite uréthrale simple. Par contre, l'orchite proprement dite donne lieu à des douleurs plus violentes, douleurs qui peuvent apparaître dans l'abdomen et s'accompagner d'un état gastro-intestinal avec fièvre et frissons ; tels sont les cas où l'orchite s'accompagne de vaginalite intense avec énorme distension de la tunique vaginale. Ajoutons enfin que, du côté de l'urèthre, l'écoulement diminue et finit par disparaître.

Dans les cas de moyenne intensité, l'épididymite évolue dans l'espace de trois à quatre semaines. Déjà, au bout d'une huitaine de jours, la résolution commence à s'opérer, et il ne reste bientôt plus qu'un noyau induré de la queue qui peut persister fort longtemps et présenter une sensibilité plus grande qu'à l'état sain.

Toutefois, la résolution de la partie inflammée n'est pas toujours observée ; et, sans parler des cas d'orchites se terminant par suppuration, il en est d'autres où la guérison, qui paraît complète, n'est qu'apparente, et où sont à craindre des troubles graves de la spermato-genèse, conséquence malheureusement trop fréquente de l'orchi-épididymite blennorragique et surtout des épididymites bilatérales.

DIVERS TRAITEMENTS EMPLOYES DANS LES ORCHI-EPIDIDYMITES BLENNORRAGIQUES

La liste est longue des médicaments qui ont été employés pour combattre l'orchi-épididymite blennorragique ; nous nous contenterons d'exposer brièvement les principaux.

Nous ne nous étendrons pas sur le traitement chirurgical de l'épididymite blennorragique, qu'il s'agisse des ponctions de la vaginale (Velpeau) ou des mouchetures de l'albuginée imaginées par Vidal de Cassis. Ces deux procédés, qui tendent à diminuer la douleur en s'opposant à la compression du testicule par l'albuginée ou l'épanchement intra-vaginal, ont l'inconvénient d'exposer le malade à l'inoculation de produits septiques, si les précautions antiseptiques les plus minutieuses n'ont pas été prises.

Même inconvénient avec l'emploi des sangsues, qui calment très bien la douleur, il est vrai, mais ouvrent la porte aux inoculations septiques. Les frictions d'onguent mercuriel dans cette région exposent particulièrement à l'intoxication.

Diday avait proposé de placer le testicule entre deux vessies aux trois quarts remplies de glace, en recommandant de les séparer du scrotum par une compresse pour éviter la formation d'escarres. Aux applications de glace, M. du Castel a substitué le stypage par le chlorure de méthyle, que l'on peut remplacer, au besoin, par le chlorure d'éthyle. M. du Castel (*Bulletin de Thérapeutique*, 12 janvier 1898) insiste sur ce point que l'association du stypage et du port d'un bon suspensoir ouaté assure la guérison rapide, sans qu'il soit nécessaire d'imposer le séjour au lit. Cela n'est cependant pas exact dans les cas d'inflammation intense de l'épididyme, où le repos au lit, bourses relevées, est absolument indispensable pendant la période de grande acuité.

De tous les procédés de compression (bandelettes de diachylon, emplâtre de Vigo, collodion), il n'en est qu'un à retenir, c'est celui dans lequel la compression s'effectue à l'aide de la ouate au moyen du suspensoir ouato-caoutchouté, dit suspensoir d'Horand. La compression ouatée agit par immobilisation, compression et sudation.

Grâce à ce suspensoir Horand, les malades peuvent aller et venir et se livrer parfois à des occupations pénibles. Mais si la douleur diminue par la compression, il faut quelques jours pour qu'elle disparaisse; et enfin, et surtout, il arrive souvent que des malades « que l'on croirait guéris tellement ils souffrent peu quand le testicule est enfermé dans le suspensoir, présentent, pendant longtemps encore, au moment où on retire l'appareil, une induration considérable de l'épididyme » (1).

« Il faut accorder, dit Gaston Lyon (2) dans son Traité de Clinique thérapeutique, peu de confiance à la médication interne dans le traitement de l'orchite. Le sulfate de quinine et l'antipyrine restent sans effet; par contre le salicylate de soude (à la dose de 4 à 6 grammes) et la teinture d'anémone pulsatile (à la dose de XXX gouttes), peuvent rendre quelques services. »

---

(1) De la Valle. — Thèse de Paris, 1892.
(2) Gaston Lyon, — Clinique thérapeutique.

Enfin, on a essayé, comme médication externe, les pulvérisations phéniquées et les badigeonnages de gaïacol, dont l'action résolutoire est à peu près nulle, mais qui calment assez bien la douleur.

On voit donc, d'après cet exposé rapide, que les différentes médications employées jusqu'à ce jour sont à peu près inefficaces, ou, tout au moins, infidèles. Aucun des traitements préconisés n'abrège la durée de l'orchi-épididymite plus que ne le ferait un simple repos au lit.

On comprendra donc que nous ayons accueilli avec plaisir la venue d'un remède nouveau, l'iothion, et que nous ayons eu à cœur de contrôler, par des observations rigoureuses, son action et ses effets, pour justifier de la sorte les droits qu'il peut avoir à remplacer ses devanciers.

L'IOTHION

L'iothion, nom donné au diiodhydroxydopropane, est un éther combiné d'acide iodhydrique.

C'est un liquide jaunâtre, oléagineux, dont le poids spécifique égale 2,4 à 2,5, pour une proportion d'iode de 80 %.

Il est soluble dans l'eau à raison de 1 pour 78 ou 80, dans la glycérine dans la proportion de 5 %, et dans l'huile d'olive 1 pour 1 ½. Il se dissout en outre en toutes proportions dans l'alcool, l'éther, le chloroforme, le benzol et les corps gras anhydres, vaseline, lanoline anhydre. — Sa solubilité dans la benzine est nulle.

L'iothion est légèrement volatil à la température du corps.

En solution aqueuse, il n'est décomposé que très lentement ; les acides aussi n'ont qu'une très faible action sur lui. Il n'en est pas de même des alcalis qui, même employés à dose faible, décomposent rapidement l'iothion et transforment l'iode organique pour donner des formes inorganiques pas saponification.

Telles sont, d'après Wesenberg (Application endermique de l'iode. *Therap. Monatschefte*, avril 1905), les propriétés physiques et chimiques de l'iothion.

Sa teneur en iode est de 80 %, d'après le *Bulletin Médical*. 70 % d'après Wolk, de Vienne, et de 71,74 à 79,06 % d'après

2

Chevalier. Enfin, le professeur Dreser établit que la teneur en iode de o gr. 10 d'iothion est égale à celle de o gr. 106 d'iodure de potassium.

Voici le moyen employé par Chevalier (*Revue Thérapeutique*, juin 1905) pour la déterminer : Il chauffe pendant 5 à 6 heures l'iothion avec de la lessive de potasse à 33 %, en excès au réfrigérent ascendant dans un bain-marie. Après cela, il acidule avec de l'acide sulfurique et ajoute du nitrite de soude. Il agite alors à plusieurs reprises avec du sulfure de carbone et triture la solution d'iode sulfure de carbone après lavage à l'eau, avec une solution de natriméthiosulfate, en ajoutant du bicarbonate de soude.

Nous étudierons maintenant les transformations successives de l'iothion dans son emploi thérapeutique.

La peau étant frictionnée par l'iothion, ce dernier est absorbé. D'après le professeur Dreser (Berliner Klinische Wochenschrift), dans son absorption successive par la peau, l'iothion est saponifié et il se forme dans les tissus de l'iodure alcalin. L'iode, du point frictionné, se propage à tout le reste du corps en se diluant de plus en plus, et finalement est éliminée par l'urine et la salive.

Cette élimination se fait sous forme d'iodures alcalins; mais si l'on a appliqué une trop grande quantité d'iothion ou encore si on l'a employé comme traitement interne ou sous forme d'injections sous-cutanées, en plus d'iodures, il sera éliminé une certaine quantité d'iode organique.

Voici un tableau de l'élimination dans l'urine et dans la salive donné par Chevalier dans la *Revue de thérapeutique*, de juin 1905.

La friction s'est faite avec o gr. 42 d'iothion (o gr. 3 d'iode).

	Dans la salive	Dans l'urine
Après 45′. . . .	très faible	négative
1 heure. .	très faible	faible
1 1/4 . .	nette	nette
2 1/2 . .	—	assez forte
5 1/2 . .	—	forte
24 heures .	—	—
·48 — .	—	nette
.72 — .	nulle	nulle

Nous avons nous-même fait rechercher le passage de l'iode dans les urines au laboratoire des cliniques de l'Hôpital-Suburbain. Voici les résultats : L'iode se décèle dans l'urine de la première miction, c'est-à-dire déjà deux heures après l'onction d'iothion. L'élimination est maxima dans l'urine de la deuxième miction, c'est-à-dire quatre heures après l'onction; elle décroît progressivement dans l'urine de la quatrième et de la cinquième miction.

Nous citerons maintenant des expériences faites par Wesenberg sur deux personnes, pour déterminer la quantité d'iode éliminée.

		Iothion employé en friction	Eliminée
R J	Exp. I	3	25,8 %
	— III	2	32,3 %
G W	— II	2	13,9 %
—	— IV	2,4	15,1 %

Chevalier, qui cite ces expériences, en conclut : « Les valeurs données plus haut de l'iode retrouvé dans l'urine, ne correspondraient donc qu'à trois quarts des quantités d'iothion qui passent de la peau à la résorption. »

TRAITEMENT DES ORCHI-EPIDIDYMITES
PAR L'IOTHION
RESULTATS OBTENUS

L'iothion a été déjà expérimenté par des docteurs allemands dans le traitement des orchi-épididymites blennorragiques. Les docteurs Max Joseph et Max Schwarzschild, de Berlin, ont employé, soit une pommade à 25 % :

Iothion, 2 gr. 50.
Vaseline jaune ⎱ ââ 3 gr. 75.
Lanoline anhydre ⎰

soit à l'occasion aussi une pommade à 50 % :

Iothion, 15 gr.
Lanoline, 12 gr.
Vaseline, 3 gr.

Voici ce qu'ils disent des résultats obtenus : « Toute une série de patients ont fait la friction sur la peau particulièrement sensible du scrotum, sans que les troubles aient atteint un degré intense. La sensation de brûlure produite après la friction n'a jamais été indiquée comme pénible, ni même comme apportant un obstacle à la continuation du traitement. Au point de vue objectif, je n'ai pu constater aucun phénomène d'irritation dans les cas où il s'était passé quelque temps depuis la friction. Il n'a jamais été nécessaire d'arrêter le traitement à cause de l'irritation de la peau. On n'a jamais remarqué de phénomènes accessoires, comme il arrive si souvent d'en observer avec l'emploi interne de l'iodure de potassium...

» Il résulte de nos études sur cinq cas d'épididymite blennorragique traités par l'iothion, qu'on peut difficilement agir sur d'anciennes infiltrations blennorragiques, mais que, même dans des cas aigus, avec leur sensibilité en général extrême, les frictions sont bien supportées. Comme les résultats ne sont pas inférieurs à ceux du traitement antiphlogistique, le traitement résolutif par l'iothion pourrait au moins mériter la préférence, du moins en combinaison avec le premier. » (1)

Les docteurs Carlo Ravasini et Ugo Hirsch, de l'Hôpital civil de Trieste, résument ainsi leurs observations:

« Nous avons soigné dix malades atteints d'épididymite blennorragique, nous avons appliqué une fois par jour la pommade (iothion 1 partie, lanoline, vaseline ââ 2 parties) sur le scrotum, recouvert la région avec de la gaze hydrophile, de l'ouate et de la batiste de Billroth, et appliqué le pansement de Horand. A cet effet, nous avons choisi les cas qui étaient peu ou point douloureux.

» L'épididymite a disparu complètement en un temps extrêmement court. Dans un cas avec induration du cordon, celle-ci a disparu également. La durée du traitement a été de 4 à 11 jours. Un cas qui avait été traité auparavant sans succès avec une pommade à l'iodoforme sur le scrotum, a guéri complètement par un traitement de onze jours, avec la pommade à l'iothion...

» Nous possédons dans l'iothion un médicament remarqua-

(1) Deutsch med. Wochenschrift, n° 24, 1905.

ble pour introduire d'une façon commode l'iode dans l'organisme à travers la peau. » (1)

Dans le service des maladies syphilitiques et cutanées de l'Hôpital-Suburbain de Montpellier, M. le professeur Vedel a employé l'iothion dans le traitement des orchi-épididymites blennorragiques et l'a prescrit en onctions, étendu dans deux fois son volume d'huile d'olive stérilisée. Les onctions ont été faites en général tous les deux jours.

Quels ont été les résultats de cette médication ?

Et d'abord les inconvénients :

Tous les malades, ou presque tous, accusent après l'onction une cuisson qui, légère chez certains, produit chez d'autres une véritable sensation de brûlure. Cette cuisson cependant est plus légère que celle provoquée par le gaïacol ; et si parfois elle persiste un quart-d'heure ou même une demi-heure, d'autres fois, par contre (observations VIII et X), elle ne dure que cinq à dix minutes. Dans tous les cas, enfin, elle va s'atténuant à chaque nouvelle onction.

On pourra également objecter que la plupart des malades traités par l'iothion ont quitté le service avec une légère induration persistante de l'épididyme. Mais on sait que, à la suite de l'orchi-épididymite blennorragique, il persiste habituellement un noyau dans la queue de l'épididyme. Quand disparaît ce noyau ? Nous l'ignorons, car les malades, à ce moment s'en vont de l'hôpital pour n'y plus revenir. On ne peut donc pas être renseigné.

On ne pourra pas non plus faire un grief à l'iothion de la dermite légère survenue chez le malade de l'observation première. Ce malade présentait, en plus d'une orchi-épididymite gauche, de la funiculite très douloureuse ; il avait continué à travailler

(1) Archiv. für Derm. et Syphil., nos 2 et 3, 1905.

tout en faisant des applications de pommade mercurielle ; à son
entrée à l'Hôpital, on prescrit des frictions gaïacolées à 1/10°.
L'iothion est employé en dernier lieu. Peut-on, dans ces con-
ditions, le rendre responsable et seul responsable de la légère
dermite survenue au scrotum ?

Mais, à côté de ces inconvénients, peu graves, on le voit,
l'iothion se recommande par des qualités de tout premier or-
dre. En effet, sous l'influence de ce traitement, on observe,
dans la majorité des cas, la sédation rapide de la douleur et la
résolution prompte des parties enflammées.

Mais, ici, afin de pouvoir discuter consciencieusement et mé-
thodiquement les résultats avantageux de l'emploi de l'iothion
dans les cas qui nous occupent, une division s'impose : nous
considèrerons séparément les cas dans lesquels nous nous sommes trouvé en présence d'orchi-épididymites simples, ceux
dans lesquels nous avons eu affaire à cette affection compliquée
de vaginalite, et enfin ceux qui se sont compliqués de funiculite.

1° *Orchi-épididymites simples.* — Nous entendons par là,
avec les auteurs classiques, celles qui ne s'accompagnent pas
d'un fort épanchement de la tunique vaginale et chez lesquelles
le cordon spermatique n'est ni gros, ni douloureux. Nous retrouvons ces cas dans les observations II, III, IV, VI, VII, XII,
XIV, XV, XVI, XVII, XVIII. Or, après quelques onctions à
l'iothion, voici ce que nous avons remarqué dans ces cas :
Le testicule devient moins douloureux à la palpation ; la glande
spermatique diminue de volume. Si la médication est encore
continuée, le mieux s'accentue de plus en plus. Plus tard, il
devient quelquefois difficile de distinguer à première vue le
côté malade du côté sain ; toutefois, nous l'avons déjà fait re-
marquer, on sent à la palpation un noyau induré au niveau
de l'épididyme.

Dans les observations X, XI, XIII, il s'agit d'orchi-épididymites doubles. Trois onctions suffisent pour rendre aux parties génitales leur souplesse et pour faire disparaître la douleur.

2° *Orchi-épididymite avec épanchement considérable dans
la tunique vaginale.* — Le malade de l'observation IX, sous
l'influence d'applications successives renouvelées de deux en
deux jours, voit tous les phénomènes qu'il présente s'amender
et en 15 jours peut sortir de l'hôpital, complètement guéri.
Nous ne retrouvons pas ce même résultat heureux dans l'observation V, où le malade fut envoyé dans les salles de chirurgie, à cause de la persistance de l'épanchement dans la vaginale. Et s'il nous faut donner ici une appréciation sur le traitement de ces cas par l'iothion, pour être dans le vrai, nous
devons dire que l'iothion semblerait avoir moins d'action dans
ces cas que dans ceux où l'orchite n'est pas compliquée de
vaginalite avec épanchements. Il est cependant vrai que nous
devons faire entrer en ligne de compte la quantité notable de
liquide qui constituait l'épanchement et faisait de l'hydro-
cèle la lésion prédominante.

3° *Orchi-épididymite avec cordon gros, dur et douloureux.*
— Si l'orchi-épididymite se complique de funiculite (observation première), si le cordon spermatique est douloureux (observation VIII), nous voyons que l'iothion agit également d'une
façon sensible. Nous avons déjà indiqué que l'observation première ne pouvait être absolument démonstrative, puisque
le malade, qui avait d'ailleurs continué à travailler au début de
son orchite, avait d'abord essayé la médication par l'onguent
mercuriel et avait été traité, dès son entrée à l'hôpital, par les
badigeonnages au gaïacol au 1/10°. La légère dermite qu'il
avait présentée au scrotum et l'interruption consécutive du

traitement par l'iothion, empêchent l'observation d'être absolument concluante. Mais dans l'observation VIII, on voit l'iothion réussir là où l'onguent mercuriel n'a donné que de la
stomatite : le cordon cesse d'être douloureux et le malade est
guéri après treize jours de traitement.

L'iothion paraît donc agir d'une façon efficace dans les cas
où le cordon lui-même est gros et douloureux.

L'iothion a-t-il une action différente suivant la période de
la maladie à laquelle il est administré? Si nous envisageons
les différentes observations rapportées, il semblerait qu'il
agisse un peu moins sur les vieilles infiltrations blennorragiques du testicule; il n'existe pas cependant, à cet égard, de
différence bien marquée.

Les onctions d'iothion dans l'orchi-épididymite d'un seul
côté empêchent-elles le testicule resté sain jusqu'alors de se
prendre? A cette question, nous pouvons seulement répondre
que, dans la série de nos observations, ce fait ne s'est jamais
produit.

Mais nous tenons essentiellement à dire que, dans tous les
cas traités dans le service de M. le professeur Vedel, la compression a été associée à la médication par l'iothion. Nous esti-
mons, en effet, que l'emploi du suspensoir Horand-Langlebert
ou de tout autre moyen de compression est le meilleur adjuvant du traitement de l'orchite. Nous pensons également que
le repos est presque toujours nécessaire, on peut même dire
indispensable; le repos, en lui-même, n'est pas une médication, mais la condition primordiale de l'efficacité d'une médication.

Ainsi donc, pour nous résumer, nous dirons que l'iothion
est un sédatif puissant de la douleur dans le traitement de l'orchi-épididymite blennorragique; grâce à lui, l'inflammation
se résout promptement, résolution qui paraît due non seulement à son action topique, mais autant à l'influence des io-

dures alcalins en lesquels il se transforme dans l'organisme. Un grand avantage de l'iothion, c'est que, à son efficacité, ne se joignent pas les inconvénients de la médication iodique en général.

Suivent maintenant les observations dues à l'obligeance de notre ami, M. Brue, aide de clinique de M. le professeur Vedel.

OBSERVATIONS

OBSERVATION PREMIÈRE

I.... Justin, âgé de 21 ans, garçon d'hôtel, entre à l'Hôpital-Suburbain, salle Serres, lit n° 8, le 9 janvier 1906.

Blennorragie depuis le 16 novembre 1905. Depuis le 20 décembre, gonflement très douloureux du testicule et de l'épididyme gauche. A continué son travail tout en faisant des applications de pommade mercurielle, mais sans grand résultat.

A son entrée, le scrotum est rouge. Du côté gauche, léger épanchement de la vaginale qui permet de sentir un testicule normal ; l'épididyme présente une induration assez douloureuse du volume d'une noix. Le malade présente en outre de la funiculite très douloureuse jusqu'à deux doigts au-dessus de l'arcade. On prescrit des frictions gaïacolées à 1/10°, associées à la compression.

Le 2 février, le gaïacol n'a que très peu diminué l'épididymite sans agir sur la funiculite. On prescrit alors des onctions à l'iothion étendu dans deux fois son volume d'huile d'olives stérilisée. Le malade accuse une sensation de cuisson légère, bien moins forte que pour le gaïacol, mais qui persiste davantage, environ une demi-heure.

Le 4 février, seconde onction : la cuisson est assez forte et il se produit une légère dermite du scrotum.

Le 26 février, la dermite a disparu sous l'effet de pansements humides ; l'orchite a diminué de près d'un tiers. On fait une nouvelle onction.

Le 7 mars, nouvelle application d'iothion ; la cuisson est bien moins forte et dure moins. Pas d'accidents cutanés. Ce malade quitte le service avec encore une légère induration de son épididyme.

OBSERVATION II

R... Jean, âgé de 25 ans, cultivateur, entre le 29 décembre 1905 à l'Hôpital-Suburbain, salle Benoit, lit n° 12.

Il a la blennorragie depuis le mois de mai 1905. Le 20 décembre, a senti de la douleur dans le testicule gauche.

Présente, à l'entrée, de l'induration de son épididyme. Ce testicule est tuméfié et très douloureux, rien au cordon. Le 30, on fait une application d'iothion : cuisson assez forte durant environ un quart d'heure.

Le 3 janvier 1906, nouvelle application. Le testicule est moins douloureux ; la cuisson est aussi forte et aussi longue.

Le 6 janvier, le malade quitte l'hôpital sans être guéri, mais l'orchite a diminué de moitié.

OBSERVATION III

F... Paul, cultivateur, âgé de 39 ans, entre à l'Hôpital-Suburbain, le 11 janvier 1906, salle Serres, n° 4.

Il a la blennorragie depuis les premiers jours du mois de

décembre 1905 mais depuis le 5 janvier 1906, il se plaint d'une tuméfaction douloureuse du testicule droit qui est en galet et du volume d'un œuf de poule. Épididymite indurée, rien au cordon. Le malade a, en outre, des traces d'albumine dans les urines.

Le 24 janvier, le malade a eu trois onctions à l'iothion. Le testicule est souple; l'orchite a diminué de moitié. Pas d'accidents cutanés; simple cuisson d'un quart d'heure qui va en s'atténuant à chaque onction.

Le 29 janvier, le testicule est normal, mais le malade sort avec une légère induration de i'épididyme.

OBSERVATION IV

R... Marius, journalier, âgé de 25 ans, entre le 5 février 1906 à l'Hôpital-Suburbain, salle Serres, lit n° 4.

Depuis un mois, il a la blennorragie et l'a traitée par des lavages au permanganate dès le huitième jour. Depuis une semaine et du côté droit, le testicule est gonflé, très douloureux, gros comme un œuf; l'épididyme a le volume d'une grosse amande et est adhérente à la partie inférieure des bourses.

Mis à l'iothion, il a ressenti, pendant une demi-heure environ, une violente sensation de cuisson et de brûlure qui va en s'atténuant.

Le 9 février, à la seconde onction, la cuisson a été à peine marquée; la palpation est peu douloureuse.

Le 19 février, le malade, qui a eu une onction tous les 2 jours, a le testicule souple et indolore; l'épididyme a son volume normal, mais il persiste une légère sensibilité à la pression; les adhérences au scrotum ont disparu.

Le malade sort le 22 février, avec encore de l'écoulement, mais l'orchite a complètement rétrocédé.

OBSERVATION V

Le nommé A... Henri, homme de peine, âgé de 25 ans, entre le 23 février 1906 à l'Hôpital-Suburbain, salle Serres, lit n° 1.

Ce malade est atteint de phimosis, a eu une première blennorragie il y a trois ans et n'a jamais été complètement guéri ; depuis deux mois, nouvelle poussée blennorragique. Il y a un mois, le malade a remarqué que ses parties enflaient et a éprouvé de vives douleurs du côté droit.

Nous constatons l'existence d'une tuméfaction du volume du poing. Scrotum rouge, gros épanchement de la vaginale, testicule douloureux, mais rien au cordon. On fait, le 24, une première onction à l'iothion ; le malade éprouve pendant un quart d'heure une cuisson assez forte.

Le 12 mars, l'épanchement n'a encore que peu diminué et l'épididymite reste indurée. On continue les onctions tous les 2 jours, mais le 25 mars, comme l'épanchement persiste encore à moitié, avec un testicule volumineux et sensible, on envoie le malade en chirurgie. Ce jour-là l'induration de l'épididyme avait disparu.

OBSERVATION VI

R... Joseph, cultivateur, âgé de 30 ans, entre le 24 février 1906 à l'Hôpital-Suburbain, salle Ricord, lit n° 18.

Blennorragie il y a trois ans. Depuis, il a conservé une goutte. Il y a trois mois, fait une orchite gauche, traitée par la pommade mercurielle. Il y a 15 jours, induration douloureuse de l'épididyme droit. Épanchement léger dans la vaginale.

La première onction à l'iothion provoque une cuisson vive pendant un quart d'heure. Les suivantes sont peu senties ; il n'y a pas de dermite.

Le malade quitte l'hôpital le 16 mars. Il a encore la goutte le matin et l'épididyme présente une légère induration comme un noyau de cerise, mais la partie est revenue à son volume normal.

OBSERVATION VII

R... Adrien, cultivateur, âgé de 45 ans, entre le 10 mars à l'Hôpital-Suburbain, salle Ricord, n° 23.

A eu une chaude-pisse à 19 ans, qui a persisté sous forme de goutte augmentant à chaque excès. Depuis 10 jours, bourses douloureuses et augmentées de volume.

A gauche, tuméfaction du volume d'un œuf : peu de liquide ; épididyme bosselé et dur, testicule augmenté de volume.

Traité par la compression et l'iothion, le malade accuse la première fois une cuisson brûlante d'environ un quart d'heure. Il sort le 30 mars, complètement guéri, ayant eu une friction tous les deux jours.

OBSERVATION VIII

W... Edmond, 30 ans, représentant de commerce, entre à l'Hôpital-Suburbain le 15 mars, salle Ricord, n° 19.

A la blennorragie depuis 3 ans. Depuis trois jours, constate que le testicule droit devient gros et douloureux.

. A l'entrée, on constate que le testicule est très augmenté de
volume. L'épididyme est gros et douloureux; peu de liquide
dans la vaginale; le cordon est douloureux. Le malade a déjà
fait une onction à l'onguent mercuriel : comme résultat, légère
stomatite, avec température de 38°2.

Traité dès le 20 mars par l'iothion, le malade a peu de réac-
tion (cuisson de 5 minutes) et peut quitter l'hôpital le 2 avril,
ne présentant plus qu'un petit noyau du volume d'une cerise,
au niveau de la queue de l'épididyme.

Observation IX

A... Louis, jardinier, 30 ans, entre à l'Hôpital-Suburbain,
salle Benoit, n° 15, le 6 avril 1906.

A eu, il y a 4 ans, une blennorragie compliquée d'orchite du
côté gauche. Depuis un mois, nouvelle blennorragie. Le 5
avril, commence à souffrir du testicule droit.

La partie est rouge, tuméfiée, du volume d'un œuf de dinde.
L'épididyme a le volume d'une noix, avec une induration très
douloureuse. Épanchement notable de la vaginale.

Traité par l'iothion, il ressent une violente cuisson pendant
une demi-heure. Les applications successives, faites de deux
en deux jours, sont moins sensibles.

Sort le 21 avril, avec une résolution presque complète.

Observation X

P... Antoine, 29 ans, cultivateur, entre le 15 mai 1906 à
l'Hôpital-Suburbain, salle Serres, n° 1.

Depuis un mois et demi, blennorragie. Depuis huit jours,

gonflement douloureux des parties. A son entrée, on note une orchi-épididymite double, plus volumineuse à gauche. L'épanchement est léger.

Traité par l'iothion et la compression. Le malade sort le 9 juin, avec seulement un petit nodule induré du côté droit. Il n'a eu que trois onctions d'iothion. Brûlure de dix minutes.

OBSERVATION XI

A... Louis, employé, 30 ans, entre le 21 mai 1906, à l'Hôpital-Suburbain, salle Serres, n° 4.

Blennorragie il y a sept ans. Depuis trois mois, nouvel écoulement.

Le 15 mai 1906, épididymite des deux côtés. Douleur violente. Les testicules sont sains, peu de liquide dans la vaginale.

Le malade est traité par l'iothion : il éprouve pendant vingt minutes environ une sensation fort pénible de cuisson et note de la rougeur du scrotum qui disparaît avec la cuisson.

Le 25 mai, l'épididymite a diminué de volume ; la seconde onction est moins pénible et brûle pendant un quart d'heure.

Sort le 6 juin, après une troisième application à peine sensible. Il persiste des deux côtés une induration comme un noyau de cerise.

OBSERVATION XII

C... Baptiste, 28 ans, cultivateur, entre le 22 mai 1906 à l'Hôpital-Suburbain, salle Serres, n° 7.

Syphilis en 1903. Depuis le mois de mars, blennorragie. Le 16 mai, l'épididyme se prend et a le volume d'une noix.

3

La première onction à l'iothion donne une cuisson assez forte qui dure une demi-heure. Le malade a ainsi 4 onctions, mais pour les autres, la cuisson est presque nulle. A la sortie, **le 22 juin**, il persiste encore un petit noyau induré de la queue de l'épididyme.

OBSERVATION XIII

P... Auguste, 19 ans, commissionnaire, entre à l'Hôpital-Suburbain, le 2 juin 1906, salle Serres, n° 2.

Blennorragie il y a 1 an; depuis un mois, nouvel écoulement.

La veille, il s'est fait de l'orchi-épididymite double très douloureuse. Tuméfaction du volume d'une mandarine, plus marquée à gauche. Rien au cordon.

L'iothion provoque une forte cuisson qui dure pendant une heure.

Le 10 juin, la cuisson est moins marquée; les testicules sont plus souples, la douleur a disparu.

Le 29 juin, le malade sort. Il n'a plus rien du côté droit; à gauche, léger nodule induré. Les derniers badigeonnages n'ont été cuisants que quelques minutes; il en a eu 5 en tout.

OBSERVATION XIV

M... Joseph, 22 ans, infirmier, entre le 6 juin à la salle Ricord, n° 29.

Blennorragie depuis le 20 mai. Depuis le 1er juin, orchi-épididymite gauche du volume d'une orange. Testicule assez souple, mais épididyme très douloureux et très dur. Peu d'épanchement.

Traité par l'iothion à 25 %, a une forte cuisson pendant demi-heure.

Le 10 juin, légère diminution de volume, cuisson à peu près nulle.

Le malade sort le 18 juin, le testicule a le volume normal. A la tête de l'épididyme, un noyau induré.

OBSERVATION XV

G... Victor, 24 ans, cultivateur, entre le 14 juin 1906, salle Benoît, n° 12, pour orchite droite blennorragique.

Antécédents personnels. — Le malade a été traité dans le service, il y a 2 ans, pour blennorragie et orchite.

Maladie actuelle. — Blennorragie depuis un mois. Le 22 juin après avoir fait 7 lavages au sublimé à 1/20000°, le malade accuse une douleur vive localisée au niveau du testicule ; le lendemain on constate une tuméfaction, siégeant au niveau de la queue de l'épididyme qui seule est atteinte et dont le volume est égal à celui d'une noisette. Cette tumeur est indurée.

Le 22 juin, on fait un badigeonnage à l'iothion au 1/3, il est suivi d'une cuisson assez vive d'une durée de 5 minutes environ ; le 4 juin on fait un nouveau badigeonnage qui est suivi d'une douleur peu marquée. Le 10 juin, le malade n'accuse plus de douleur, la tuméfaction diminue ; il persiste néanmoins une légère induration.

OBSERVATION XVI

G... Sylvain, 33 ans, garçon de table, entre le 6 juin, salle Ricord, n° 28, pour orchite droite blennorragique.

Maladie actuelle. — Blennorragie depuis le 14 avril.

Depuis le 2 juin, le testicule est volumineux. Cette tuméfaction est accompagnée d'une douleur assez vive et présente une légère induration ; son volume atteint celui d'une petite mandarine.

La tuméfaction atteint également l'épididyme, dont la queue, de la grosseur d'une noix, est très douloureuse. On observe enfin de la funiculite.

Le 6 juin, le malade est traité par l'iothion ; pendant une demi-heure, il accuse une violente douleur.

Le 8 juin, la cuisson est presque aussi violente.

Le 10 juin la cuisson est moins forte, la tuméfaction diminue, elle est surtout moins douloureuse et la palpation est facile.

Le 30 juin, le malade quitte le service. Le testicule paraît normal. Il persiste cependant une très légère induration de la queue de l'épididyme. Il a été fait seulement 4 frictions. On n'a pas observé d'accidents.

Observation XVII

C... Jules, 26 ans, journalier, entre le 29 juin 1906, salle Serres, n° 7, pour orchite gauche blennorragique.

Maladie actuelle. — Blennorragie depuis un mois et demi.

Le 25 juin, le malade nous présente une orchite gauche. Cette orchite est caractérisée par un gonflement du testicule et de l'épididyme atteignant le volume d'une petite mandarine. Cette tuméfaction est douloureuse spontanément, et la douleur est exagérée par la pression.

Le 2 juillet, on emploie l'iothion au 1/4 ; pendant le quart d'heure suivant, le malade se plaint d'une cuisson très vive.

Le 4 juillet, onction à l'iothion, suivie pendant une demi-

heure d'une vive cuisson. Le gonflement diminue et la douleur qui l'accompagnait disparaît progressivement.

Observation XVIII

R... Auguste, 27 ans, journalier, entre le 27 juin 1906 salle
Serres, n° 3, pour orchite gauche blennorragique.

Maladie actuelle. — Blennorragie depuis 2 mois. Le malade accuse depuis le 24 juin une violente douleur au niveau du
testicule. Cette douleur est survenue à l'occasion d'une fatigue, elle a augmenté depuis. A la palpation, nous constatons
que l'épididyme augmenté de volume atteint la grosseur d'une
noisette.

Le 27 juin, date de l'entrée du malade dans le service, on
emploie l'iothion à 25 %, ce traitement est suivi d'une cuisson
durant environ un quart d'heure ; le malade sort le 21 juillet,
présentant une amélioration sensible.

On lui a fait des onctions tous les deux jours.

Observation XIX

F... Emile, 23 ans, boulanger, entre le 29 juin 1906 salle
Serres, n° 8 pour orchite gauche blennorragique.

Maladie actuelle. — Blennorragie depuis le 10 juin.

Le 3 juillet, le testicule ne nous présente rien. L'épididyme
gauche est doublée de volume ; ce gonflement s'accompagne
d'une douleur spontanée très vive, augmentée par la pression.
De plus on note une légère induration.

Le 4 juillet, on fait une onction à l'iothion ; elle est suivie
pendant un quart d'heure environ d'une vive cuisson.

Le 6 juillet, nous avons le tableau complet de l'épididymite. La tuméfaction, atteignant le volume d'un noyau de cerise, est douloureuse.

Le 8 juillet, amélioration très sensible.

CONCLUSIONS

Des observations précédentes, il résulte :

1° Que l'iothion agit bien mieux que toutes les autres médications employées jusqu'à ce jour dans le traitement des orchi-épididymites simples, c'est-à-dire dans celles où il n'y a pas d'épanchement notable dans la vaginale et où le cordon ne participe pas à l'inflammation.

2° Que son action se manifeste même, quoique moins efficace, dans les cas de vaginalite.

3° Que son influence se fait également sentir dans les cas où l'orchite se trouve compliquée de funiculite.

L'iothion calme promptement les douleurs et amène une résolution rapide des parties enflammées.

Il a l'avantage d'être rapidement éliminé.

La durée du traitement, nous devons l'avouer, ne nous paraît pas grandement diminuée. Aussi ne voulons-nous pas être exclusif et disons-nous qu'il est bon de fournir comme adjuvant à ce traitement le classique suspensoir Horand-Langlebert ou tout autre moyen de compression.

CONCLUSIONS

BIBLIOGRAPHIE

Traité élémentaire de thérapeutique (Manquat).
Clinique thérapeutique (Gaston Lyon).
PAQUELIN. — Quelques modes de traitement de l'orchite aiguë.
DE LA VALLE. — Thèse de Paris 1890.
Bulletin thérapeutique, 12 janvier 1898.
Deutsche med. Wochenschrift, n° 24, 1905.
Archiv. für Derm. et Syphil., n°s 2 et 3, 1905.
Therapeut. Monatschefte, 1905.
Chirurgie clinique (Tillaux).

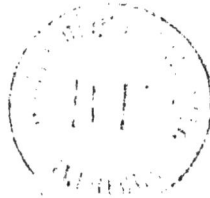

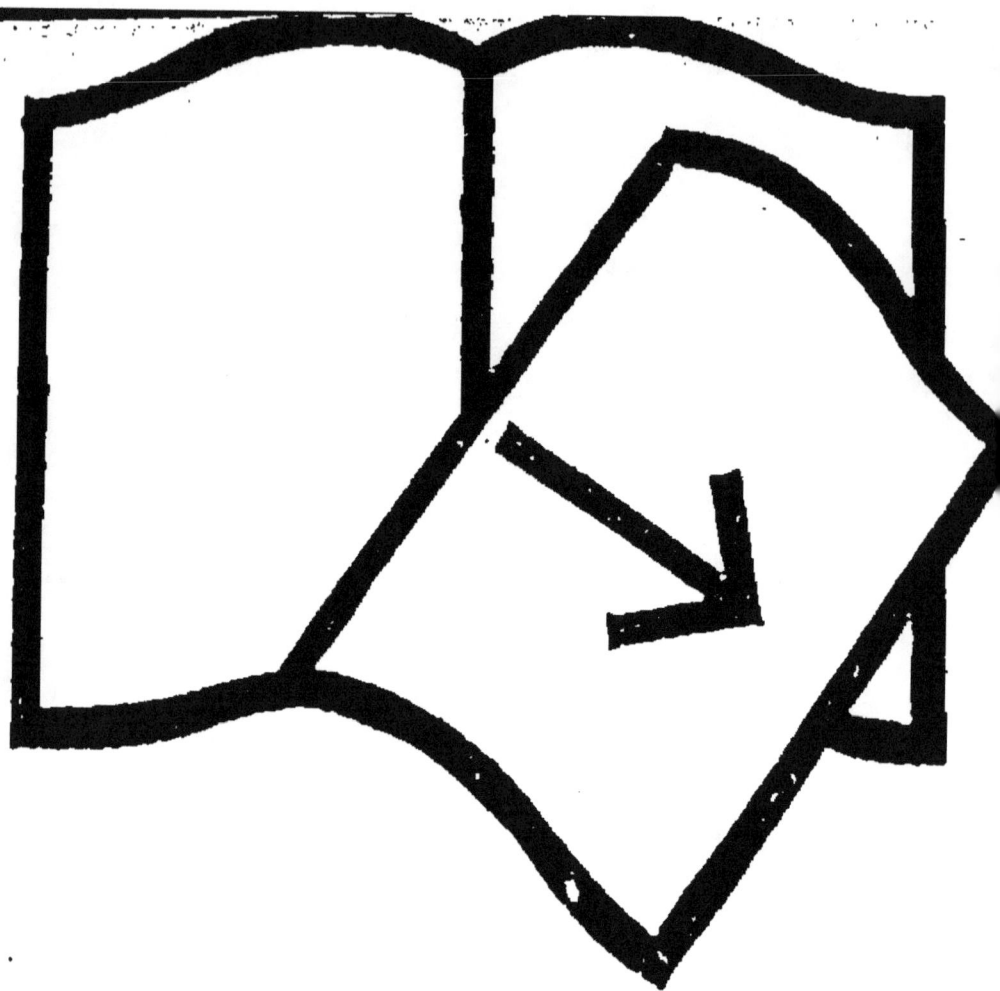

Documents manquants (pages, cahiers...)

NF Z 43-120-13

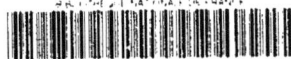